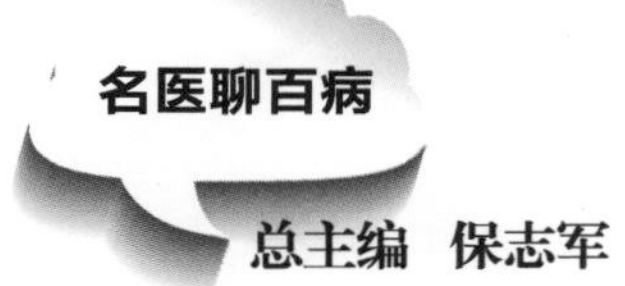

名医聊百病

总主编 保志军

细说重症肌无力

XISHUO
ZHONGZHENG JIWULI

蒋建明 编著

世界图书出版公司
上海 · 西安 · 北京 · 广州

图书在版编目(CIP)数据

细说重症肌无力 / 蒋建明编著 . —上海：上海世界图书出版公司，2022.10

（名医聊百病）

ISBN 978-7-5192-9864-7

Ⅰ. ①细… Ⅱ. ①蒋… Ⅲ. ①重症肌无力–诊疗 Ⅳ. ①R746.1

中国版本图书馆 CIP 数据核字（2022）第 155541 号

书　　名	细说重症肌无力 Xishuo Zhongzheng Jiwuli
编　　著	蒋建明
责任编辑	叶　婷
装帧设计	南京展望文化发展有限公司
出版发行	上海世界图书出版公司
地　　址	上海市广中路 88 号 9–10 楼
邮　　编	200083
网　　址	http://www.wpcsh.com
经　　销	新华书店
印　　刷	江阴金马印刷有限公司
开　　本	787 mm × 1092 mm　1/16
印　　张	4.25
字　　数	72 千字
版　　次	2022 年 10 月第 1 版　　2022 年 10 月第 1 次印刷
书　　号	ISBN 978-7-5192-9864-7/R · 634
定　　价	45.00 元

序

经常遇见有的患者睁眼无力，两眼睑裂不对称，眼面歪斜，变化不定，劳累时加重。作为一名患者知道自己有病，该到哪里去看病呢？问过几名医生确定不了什么病，经久不愈。几经转折，由眼科转到神经科，才诊断为重症肌无力。可是不论病情轻重很快就标上“重症”两个字，实则并非重症，只不过国内外的习惯定名，给患者增加了不必要的心理负担。

蒋建明教授为了患者方便求医，积累多年从事重症肌无力医疗、科研的经验，精选 80 多个常见又实用的问答题，出版成册，供读者参考。由于现代医学科学飞速发展，使重症肌无力原来难诊难治变成可诊可治。本书也尽可能反映了新的诊疗技术和理论。

希望读者有信心和耐心查阅本书，相信有所裨益。欢迎对本书提出宝贵意见。

涂来慧

上海长海医院神经科

2020 年 7 月 1 日

前 言

2006年，协助恩师涂来慧教授编写出版了国内首部《重症肌无力》专著，该书是在上海长海医院神经内科40余年重症肌无力诊治及科研的基础上，综合国内外经验，由该领域的10多位专家参与撰写而成，面世3年后即荣获国内优秀出版物奖。该书的读者对象是专业医务人员，不具备专业知识的患者或其家属阅读则感到过于复杂。患者在求医时，经常提出重症肌无力方面的各种问题，网上查阅，也莫衷一是。

故而我谨以《重症肌无力》一书作为蓝本，结合工作实际，撰写了这本小册子供读者参考。读者若能从中解除某些疑惑，笔者将感到欣慰。

本书写作中，得到曾经的患者汪迪女士的鼓励，并提出了许多建议；完成初稿后，涂来慧教授逐字逐句审阅，提出许多宝贵的意见，并欣然为本书作序，在此一并致谢！

蒋建明

上海长海医院神经科

2022年8月1日

目　录

第一部分　重症肌无力一般知识

第二部分　重症肌无力病因

第三部分 重症肌无力症状

第四部分 重症肌无力诊断

第五部分 重症肌无力治疗

重症肌无力预后

第七部分 重症肌无力其他相关问题

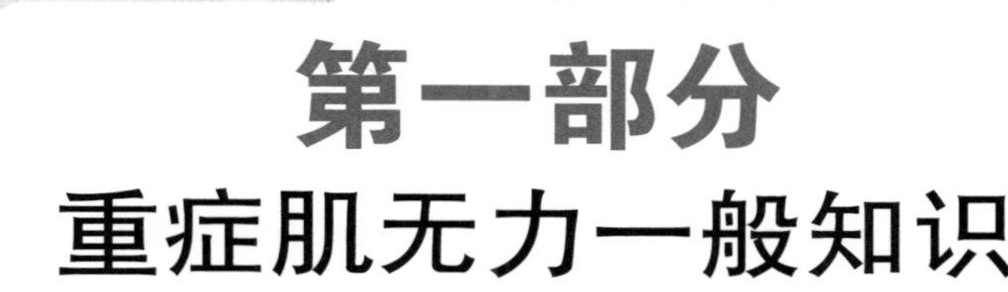

第一部分
重症肌无力一般知识

1. 什么是重症肌无力

重症肌无力是一种可累及全身骨骼肌的疾病。目前已知：它属于自身免疫性疾病，病变部位在神经肌肉接头处，主要是自身淋巴细胞产生的乙酰胆碱受体抗体，与神经肌肉接头处突触后膜的烟碱型乙酰胆碱受体结合，发生免疫性损害而致病。

重症肌无力最典型的特征就是病态疲劳，即用力后很快就没力气了，休息后肌力至少部分恢复。受影响的肌肉为随意肌或骨骼肌。使用最频繁的肌肉，如眼外肌和上睑提肌最先受累；颈肌和肢体肌也经常受累，有的患者其面部表情、咀嚼、讲话或吞咽的肌肉也可受累。虽然重症肌无力被认为是无痛性的，但当支撑头部的颈肌无力时，也会感到头颈部困重不适。重症肌无力的肢体无力可以不对称，一侧比另一侧更重；举臂梳头、剃须或梳妆打扮时无力；从座位站起来困难，上楼梯或步行距离稍远时行走缓慢。

重症肌无力个体之间，受累的肌群可不同。有的仅累及眼外肌和上睑提肌，有的主要影响吞咽和讲话，还有的则累及全身大部分肌肉。虽然肌肉易疲劳是重症肌无力的最大特点（图 1），但患者常不以全身疲劳为主诉。

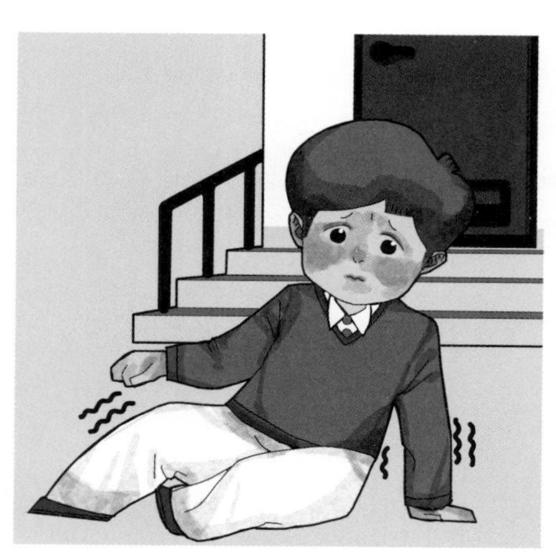

图 1　肌肉易疲劳是重症肌无力的最大特点

以眼肌无力为首发症状的重症肌无力大约有 20% 一直局限于眼肌，50% 的在 1 年内累及其他肌肉，另 30% 的患者在接下来的 2 年内累及其他肌肉。典型的未经治疗的患者，在清晨起床或经休息后，肌力可有明显的恢复，但随着白天活动的增加，无力又会加重。患者发病 5～7 年累及范围达到最大，而后肌无力反复波动，一般趋向于不再扩展。

当呼吸肌受累时，就会发生

呼吸变弱或咳嗽无力，这就是通常所说的“危象”，严重呼吸肌无力危及生命，要去医院接受机械辅助呼吸。吞咽困难和讲话无力的患者最易累及呼吸肌，危象之前常有肺部感染、痰多，伴吞咽和讲话困难加重，继而影响呼吸。

2. 重症肌无力病情严重吗

患者一旦被诊断为重症肌无力，就会非常担心。因为，顾名思义，有“重症”两字。其实“重症肌无力”这个病名，是按外文直译而来，不论病情轻重，都叫这个名称。因为早期确定这类疾病的名称时，研究的患者病情都较重。后来通过深入研究，发现很多症状较轻的，甚至仅影响眼外肌的也具有相同的发病机制，是同一类疾病，但习惯还是沿用这一病名。其实有相当部分症状很轻的患者，甚至不影响正常的工作和生活。事实上，很严重的患者毕竟占少数（$<10\%$），而且以现在的医疗条件，大多都可控制病情。所以，完全没必要担心，只要积极配合医生治疗，绝大多数患者能获得满意的疗效。

3. 重症肌无力对人体的影响有多大

重症肌无力的病情轻重差异很大，如果是眼肌型，只累及眼外肌，则只有睁眼费力和视物模糊，对身体其他功能没有影响，只要适当治疗就可以照常学习、生活和工作。患者和家属，不必谈病色变。如果是全身型，则会出现全身无力，不仅影响生产劳动，也影响日常生活，最严重的情况还会影响生命，要视病情轻重区别对待。全身无力生活不能自理时，要卧床休息；不能进食时，要留置胃管，进行鼻饲；呼吸困难时，要及时送医院，用人工呼吸机辅助呼吸。总之，病情加重时要住院治疗。患者病程可能稽延漫长，可以边治疗边做较轻的能胜任的工作，但也有极少数病情较重、治疗效果欠佳的患者，需要长期休养、治疗，家属就要长期照顾。

4. 重症肌无力可以预防吗

重症肌无力是一种自身免疫性疾病，像其他的自身免疫性疾病一样，迄今，确切的病因尚不清楚，所以很难预防。平时应避免过度劳累，注意保暖防感冒，可以减少发病。

5. 哪些人容易患重症肌无力

虽然重症肌无力是一种比较少见的病，但全球不论哪个民族都可发生重症肌无力。发病年龄可从刚出生的婴儿到 90 多岁老人。儿童以眼肌型居多，全身型女性以 20 多岁易发，男性则以中年较常见。偶尔，非重症肌无力的母亲生下具有重症肌无力症状的婴儿，是由于先天性神经肌肉传递障碍所致，这种情况称为先天性重症肌无力。

6. 重症肌无力发病，男女有区别吗

一般认为女性发病多于男性，在育龄期这种性别差异更明显，在青春期前和 40 岁以后则两性之间发病率无差别。我们统计 1978—2006 年，资料完整的上海长海医院住院及门诊重症肌无力患者 1 354 例，按每十岁一个年龄段分组，发现：在 10 岁以前，有一个发病小高峰，而且男女就诊数相当，没有性别差异，这一阶段的就诊者占比 23.3%。此后在 11～60 岁的 5 个年龄段中，男性的就诊数基本相似，而女性则随着年龄增加，就诊数呈抛物线形分布，即在 21～30 岁的就诊数升高，女性明显多于男性；31～40 岁，女：男 =1.7：1；41～50 岁，男女就诊数相同；51～60 岁，男性的就诊数略高于女性。

7. 重症肌无力的发病率高吗

简单地说，重症肌无力的年发病率，也就 1/10万的水平。各地区发病率

有差异。美国的专业书籍记录为0.4/10万。我国湖南省某地，年发病率为2.5/10万。

8. 重症肌无力的患病率是多少

重症肌无力的患病率为5/10万～40/10万，不同城市和地区存在一定差异。

Ferrari等在意大利北部特伦托省调查44.5万居民，其时点患病率（1990年12月31日）为8.29/10万；1988年，游鼎之等报道我国湖南益阳县患病率为8/10万；Yu Yi等在香港调查，时点患病率为5.3/10万；MacDonald等报道，英国伦敦重症肌无力的“终生患病率”达40/10万。

近几十年来，重症肌无力的诊治水平有明显提高，该病的病死率不断下降，患者生存期延长，患病率随之提高。如美国的Phillips等报道1980年的时点患病率为13.1/10万，2000年则超过20/10万。

9. 国内有多少重症肌无力患者

目前，国内尚无重症肌无力患者统计数据，但全球多个国家发表过重症肌无力的患病率数据，一般患病率为3/10万～10/10万。据此推算，国内有5万～14万重症肌无力患者。

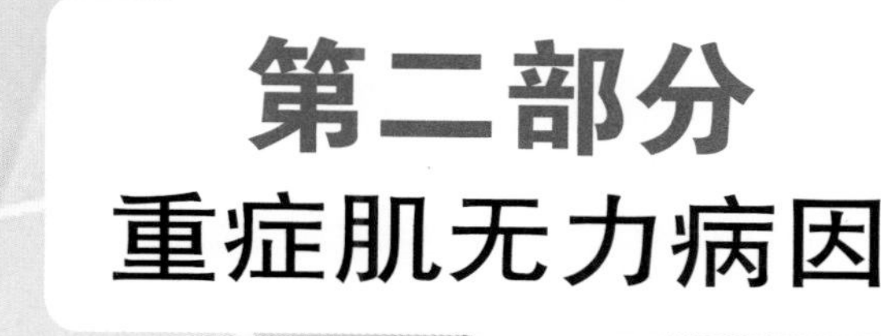

第二部分
重症肌无力病因

1. 重症肌无力是什么原因引起的

目前重症肌无力的发病机制已弄清楚，主要是神经肌肉接头处肌膜上的烟碱型乙酰胆碱受体被B淋巴细胞异常产生的乙酰胆碱受体抗体损害所致，是一种自身免疫疾病。而自身为何会出现乙酰胆碱受体抗体，则还不清楚（图2，图3）。

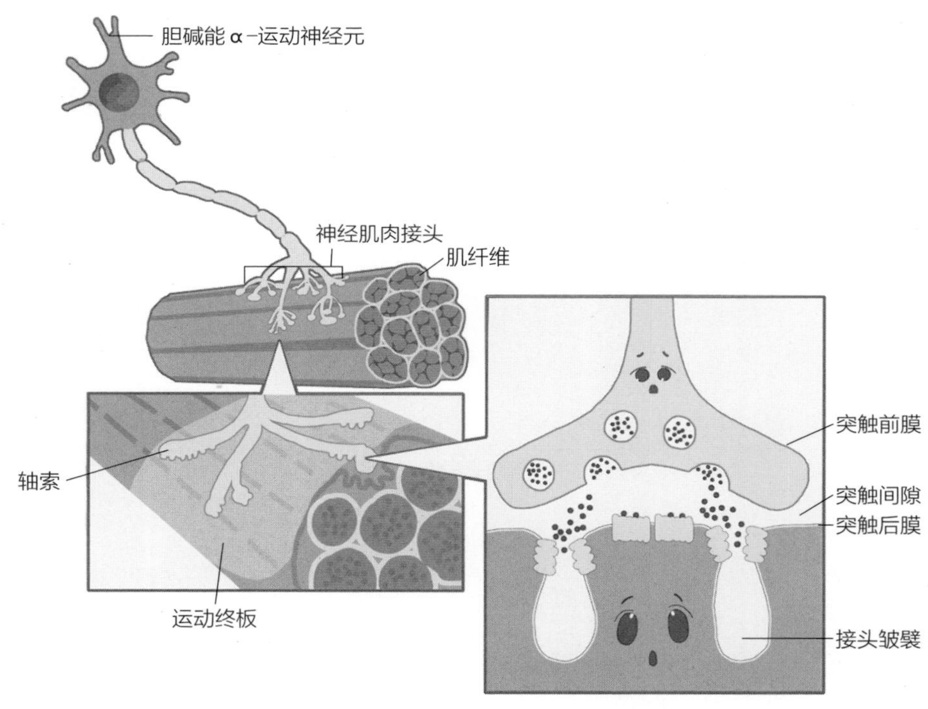

图2　骨骼肌受运动神经支配示意图

2. 重症肌无力会遗传吗

重症肌无力绝大多数是散发的，同一家庭存在2名或多名患者的情况极

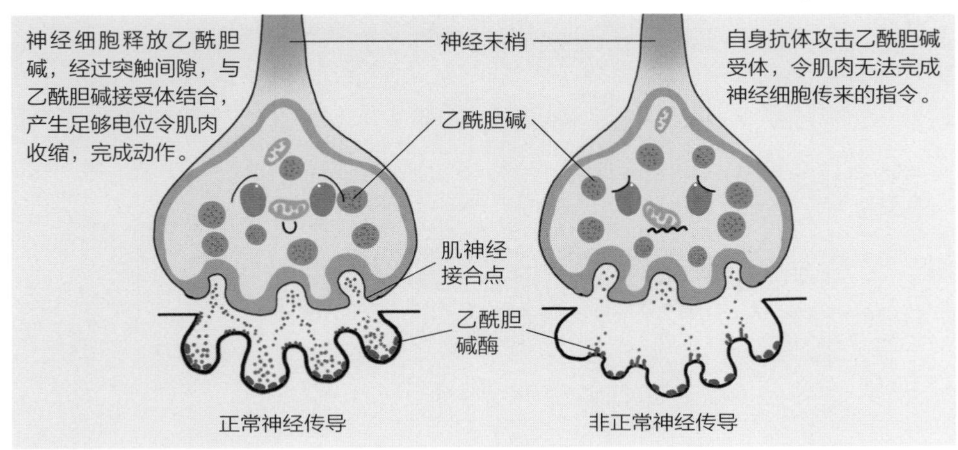

图 3　重症肌无力的病因

少见。目前为止未发现致病基因。仅部分研究发现，与 HLA① 的某些类型存在相关性，也就是可能存在遗传易感性。

3. 哪些情况可使重症肌无力患者病情加重

引起重症肌无力病情加重的原因很多，如疲劳、上呼吸道感染或其他感染、受凉、腹泻、情绪过度波动、手术、分娩、应用某些影响神经肌肉传导的药物等。只要是引起人体免疫力下降、体力或精力消耗过多的原因，都可能使重症肌无力病情加重，所以重症肌无力患者要尽可能避免上述诱因。

4. 如何避免重症肌无力症状加重

上一问题中提到的各种因素，都要注意避免。此外，重症肌无力的治疗有一定的疗程，要根据医嘱，接受全程的治疗，不能症状一好转就自行停止用药，或者病情好转的程度还不足以胜任工作，就停止休息过早地恢复工作。

① HLA 是对某些免疫性疾病易感的遗传因素。——《大辞海·生命科学卷》

有的患者经过治疗病情好转，以为平安无事了，便像平时一样劳作或过度锻炼，或外出长途旅游，很快会使病情加重。如果自己对病情判断不准，可咨询经治的医生，包括要休息多久，能否恢复工作，能做什么程度的体力工作等，尤其注意体力活动不要过度。

5. 过度疲劳会影响重症肌无力吗

会。重症肌无力本来就无力，尤其是全身型的患者，如果因工作或娱乐过度疲劳，休息不够，很可能会使症状加重，甚至病情恶化。

6. 重症肌无力为何反复发作

重症肌无力是一种自身免疫性疾病，与其他的自身免疫病一样，具有反复发作的特点。表现为某个阶段病情稳定、症状减轻或消失，由于某种诱因，症状又复发或加重，其原因与自身免疫系统的调节机制失常有关。

7. 重症肌无力患者为什么要预防感冒

患者就诊时，医生一般都会提到要预防感冒，这是因为感冒较常发生。对健康人，感冒带来的后果一般并不严重，但对重症肌无力患者，尤其是较重的全身型或发生过危象的，一旦感冒，很容易转化为肺部感染，继而痰多，呼吸困难，发生肌无力危象，危及生命。所以，重症肌无力症状越重的患者，越要注意预防感冒。

8. 重症肌无力患者感冒了如何处理

重症肌无力患者一旦感冒，要及时就医，不能“硬扛”，要按医嘱服用抗感冒药。如果症状重，进食少，可考虑静脉补液；注意休息，不能照常工作或过多活动；适当多饮水，进食易消化的饮食；如果肌无力的症状加重，可根据需要，较平常增加一些溴吡斯的明的剂量，以保证有足够的体力进餐或生活自理。

9. 重症肌无力患者要避免使用哪些药物

应避免使用下列这些影响神经肌肉传导的药物：氨基糖苷类抗生素如链霉素、卡那霉素、庆大霉素等；多肽类抗生素如多黏菌素；四环素类抗生素如金霉素、土霉素等。降低肌膜兴奋性类药物，如硫酸奎宁、硫酸奎尼丁、普鲁卡因等。此外禁用普萘洛尔、苯妥英钠、青霉胺等。

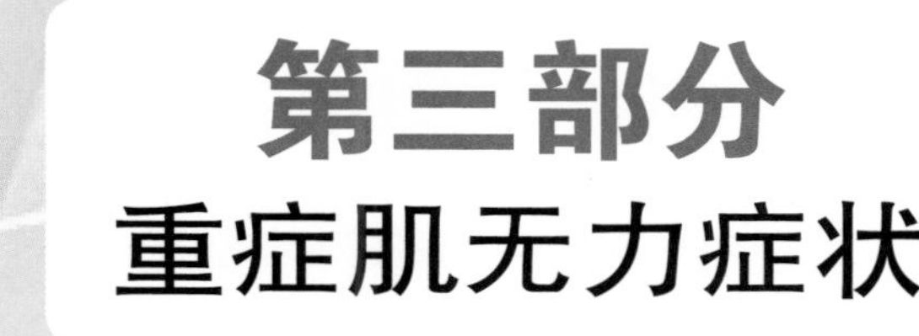

第三部分
重症肌无力症状

1. 重症肌无力有哪些症状

重症肌无力的核心症状就是无力。无力的特点是易疲劳，即动作的重复次数远较健康人少。根据受累部位的不同，可出现相应无力症状。累及上睑提肌，出现上睑下垂、睁眼乏力；累及眼外肌，出现斜视、复视、眼球转动受限；累及面部表情肌，出现额纹变浅、闭目不紧、表情缺乏、苦笑面容；累及咬肌，出现咀嚼无力、进餐时间延长；累及咽喉肌，出现语音低、发音含糊、讲话鼻音、吞咽费力、呛咳；累及颈肌，出现抬头无力、低头；累及膈肌和呼吸肌，出现呼吸费力、咳嗽无力、咳痰无力而喉中痰鸣；累及四肢，出现手的动作无力或行走无力、劳动力下降。总之，全身骨骼肌都可受累，就看是局部受累或是全身都波及（图 4）。

睁眼无力
面部表情淡漠
视物成双
抬臂费力
转颈无力
吞咽费力
上楼梯困难

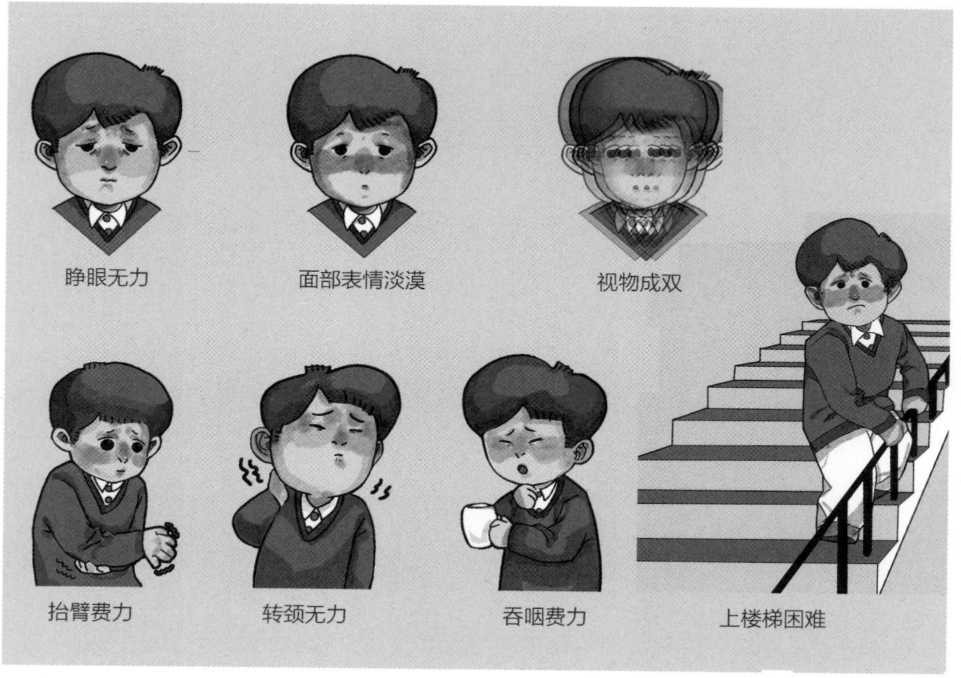

图 4　重症肌无力可能出现的症状

2. 重症肌无力最常见的肌无力部位在哪里

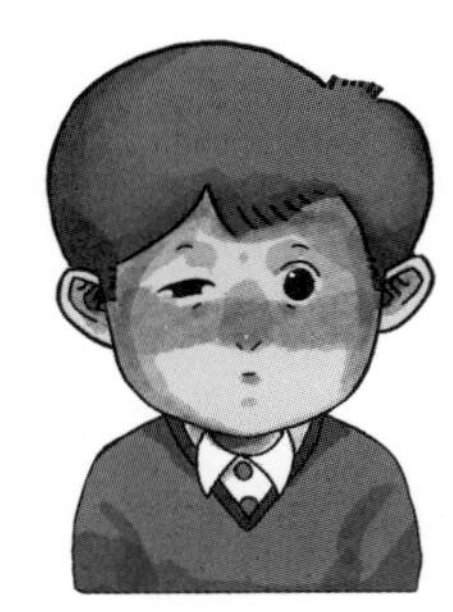

图 5　重症肌无力常见的肌无力部位为上睑提肌与眼外肌

最常见的部位是上睑提肌和眼外肌。据统计重症肌无力约 1/3 的患者属眼肌型，仅上睑提肌和眼外肌受累，再加上其他类型中，有的以上睑提肌和眼外肌无力为首发症状，有的合并上睑提肌和眼外肌无力，约 80% 的患者会出现眼睑下垂或复视的症状（图 5）。

3. 重症肌无力早期的症状有哪些

早期以上睑下垂和复视较常见，有些以全身无力、易疲劳起病，少数患者以讲话含糊、鼻音，咀嚼、吞咽费力为首发症状。

4. 重症肌无力最典型的特征是什么

重症肌无力最典型的特征是易疲劳或运动不耐受。即受累肌的动作不能持久，稍事活动就疲劳无力，经休息或服胆碱酯酶抑制剂后可缓解。无力部位和程度变化不定，因人因时而异，有的表现为“朝轻暮重”，或不能像正常人一样多次重复某一动作，讲话声音越讲越低、吃饭越吃越慢、起床后活动数分钟就没力气了等。

5. 全身无力是重症肌无力吗

引起全身无力的原因很多：暂时性的，如疲劳过度、饥饿、低血糖等；经常性的，如贫血、甲状腺功能减退症、肿瘤、低蛋白血症等。上了年纪，也可出现体力下降。所以，全身无力不一定就是重症肌无力。如果感到持续的全身无力，可到医院就诊，排除其他疾病后，就可到神经内科做相应检查，以明确是否患重症肌无力。

6. 眼睛睁不开是重症肌无力吗

不一定。睑裂小，眼睛睁不开，有以下两种情况：上睑提肌无力和眼轮匝肌过度收缩。上睑提肌无力除重症肌无力外，还有动眼神经麻痹、先天性睑下垂、眼肌型肌营养不良等。眼轮匝肌过度收缩则常见于老年人眼睑痉挛，一般为双眼，还有面肌痉挛，多为单眼。

7. 言语不清、吞咽困难、肢体却有力能否判断是重症肌无力

言语不清、吞咽困难，是咽喉肌无力的表现，除重症肌无力外，常见的还有：大脑、脑干、后组颅神经的病变，其他肌病等。应及时到医院做相关的检查，以早期确诊。

8. 朝轻暮重、越活动越无力是不是重症肌无力

朝轻暮重或晨轻晚重，越活动越无力是重症肌无力的典型特征，但不能说有这一特征的就是重症肌无力。因为，别的疾病，甚至年老体弱也可能出现这种情况。

9. 表情冷漠、面部无力、身体有力能否判断是重症肌无力

表情冷漠，面部无力，是面部表情肌无力的表现。少数重症肌无力患者，早期只影响面部表情肌，可能出现这种情况。但一般合并上睑下垂和眼外肌无力、复视的多。

10. 重症肌无力复视的原因是什么

正常人视物时，眼球的三对眼外肌（上直肌、下直肌；内直肌、外直肌；上斜肌、下斜肌）是协同运动的，不会出现重影或复视。当部分眼外肌受累无力时，双侧眼球运动不能协调一致，就会出现复视。而且根据不同的眼外肌受累，还可以表现为水平复视、垂直复视或向某个方向复视，若同时检查眼球的转动情况，会发现某个方向转动不到位。一般重症肌无力出现复视，都会伴有上睑下垂，即眼裂变小。有的患者双眼球固定不能转动，则又不出现复视。

11. 重症肌无力会出现肌肉萎缩吗

绝大部分重症肌无力患者是不会出现肌肉萎缩的，但有个别患者会出现局部肌肉的萎缩，如颏肌及舌肌。

12. 什么是重症肌无力危象

重症肌无力最严重的症状就是呼吸困难，即肌无力危象。肌无力危象分为三种：一是肌无力危象，由于重症肌无力加重所致；二是胆碱能危象，由于胆碱酯酶抑制剂使用过量而引起的肌无力加重；三是反拗性危象，由于对胆碱酯酶抑制剂失效所致。据统计，大约 5% 的患者在病程中可能会发生危象，有极少数甚至会多次发生。发生危象的原因是复杂的，通常由发热感染诱发，或伴有胸腺瘤，必须密切观察呼吸，及时采用呼吸机维持呼吸。

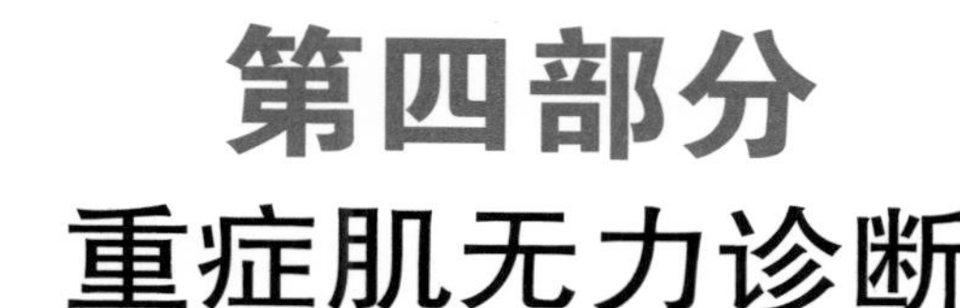

第四部分
重症肌无力诊断

1. 如何诊断重症肌无力

无力和易疲劳是每个不同类型重症肌无力患者所共有的特征，这部分患者的诊断较容易，而对于那些无力较轻或仅限于个别肌肉的病例则较易误诊。医生一般从以下几个方面进行考虑。

首先，注意肌无力的特征，是否表现为易疲劳，即无力在稍事活动后就明显加重，有朝轻暮重的特点。可以重复活动无力的肌肉，如用力闭眼、上举手臂或下蹲起立，如果重复的次数明显减少，即很快无力加重，就叫作疲劳试验阳性。该试验简单易行，不需要什么设备；还可进行重复神经电刺激，检查是否出现肌肉反应性减弱，单纤维肌电图检查更能显示神经肌肉传递功能的异常（图 6）。

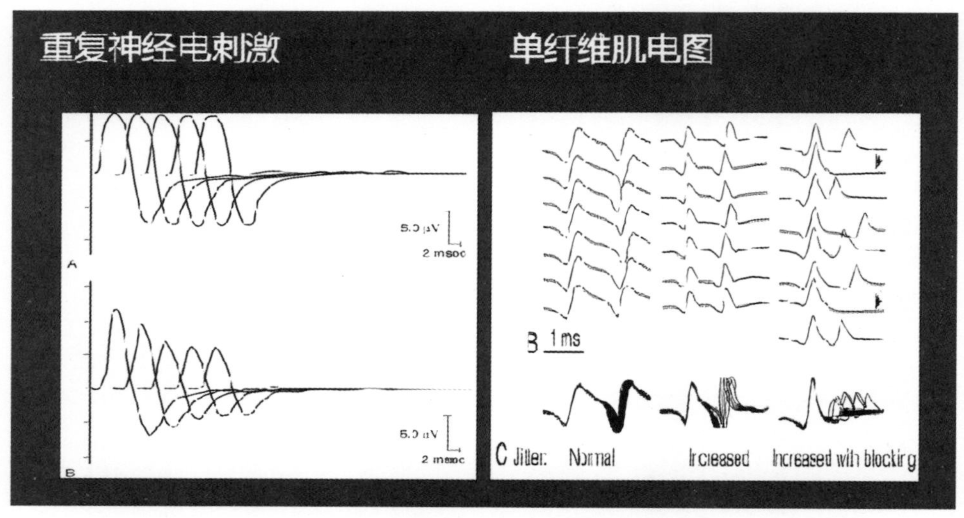

图 6　重症肌无力的肌电图检查

其次，检测血清中的乙酰胆碱受体抗体，60%～80% 的患者该抗体滴度升高，有助于明确诊断。眼肌型或较轻的患者阳性率较低。

最后，药物试验，常用新斯的明肌内注射来明确诊断，注射后 1 h 内肌力明显好转，如下垂眼睑的睁开、握力的增加或呼吸肺活量的增大。

2. 重症肌无力临床表现有哪些类型

一般分为：眼肌型、延髓型、全身型、爆发型等。可以根据受累部位结合病情的轻重程度进行分类。详见附录 1。

3. 重症肌无力每一种类型有哪些特点

眼肌型（Ⅰ型）：仅眼外肌受累。表现为上睑下垂，眼球活动受限及复视，多见于儿童。

延髓（球）型：表现为咀嚼吞咽无力，讲话无力，语音低。

全身型（Ⅱ型）：其中症状较轻为ⅡA 型，除眼和面部肌无力外，四肢也无力，但较轻，仅影响工作，对生活影响不大；较重的为ⅡB 型，除上述症状较重外，还有明显构音、咀嚼或吞咽等延髓支配肌无力症状。

爆发型（Ⅲ型）：突发全身无力、有严重的球麻痹及呼吸肌无力，即肌无力危象。

迁延型（Ⅳ型）：病程长达 2 年以上，常由Ⅰ型或Ⅱ型发展而来。

4. 诊断重症肌无力最方便而可靠的检查是什么

新斯的明试验，是快捷而可靠的试验。对拟诊患者，肌注新斯的明后，观察 30～60 min 就可出结果。如果不注射，也可口服溴吡斯的明，服药 1 天，停药 1 天来对比，服药有效即为阳性（图 7）。

5. 什么是重症肌无力的冰敷试验

眼肌型重症肌无力有一个特点，用毛巾包一冰块，放在有眼睑下垂的眼球上，3～5 min 后移除，感睁眼轻松，明显好转，即为阳性。此试验简便易行，患者自己可做（图 8）。

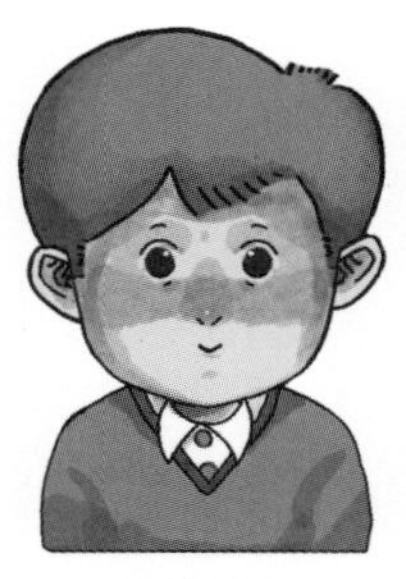

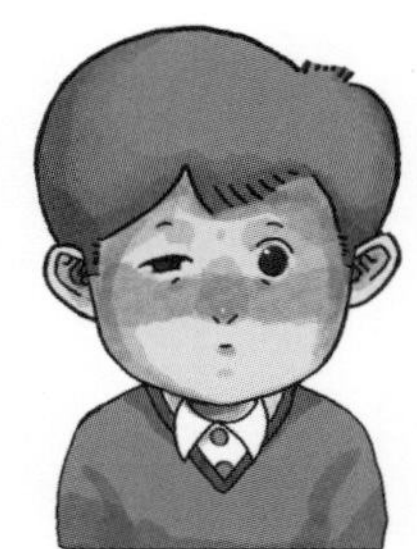

图 7　重症肌无力的新斯的明试验

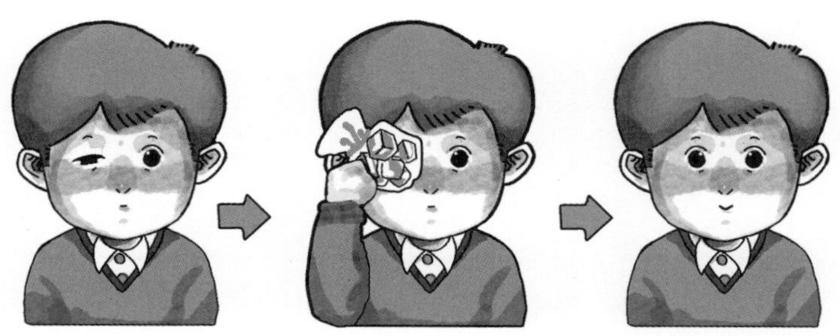

图 8　重症肌无力的冰敷试验

6. 诊断重症肌无力有必要做肌电图吗

低频重复刺激递减试验可以帮助诊断重症肌无力。检查时，需将针电极插入肌肉，有少数患者怕痛，不能接受该项检查。其实，该项检查也不是所有的患者都阳性，阳性率一般为 70%～80%。如果其他的检查，尤其是新斯的明试验阳性可以确诊者，可不做肌电图。

7. 重症肌无力有必要查胸腺吗

有必要常规行纵隔 CT 扫描。据统计，重症肌无力患者，尤其是全身型的，40%～55% 合并胸腺增生，10%～15% 合并胸腺瘤（图 9）。

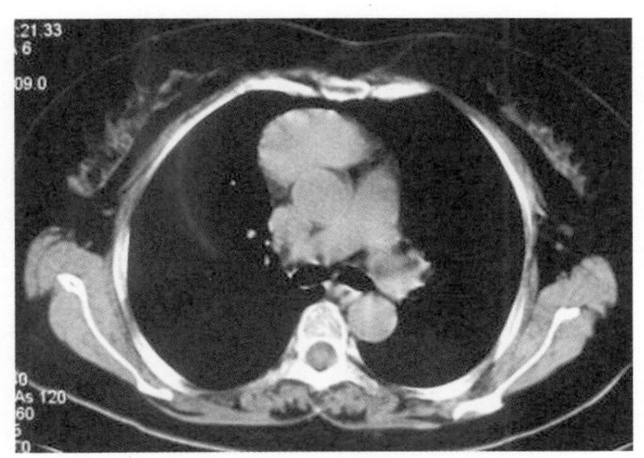

图 9　胸腺瘤的胸部 CT 影像

8. 诊断重症肌无力需要烟碱型乙酰胆碱受体抗体阳性吗

重症肌无力患者，多数血清中存在烟碱型乙酰胆碱受体抗体（nAChR-Ab），但阳性率却不一定很高，即便是最敏感的检测方法，阳性率也很难达到 90% 以上。全身型、病情重的患者阳性率会高一些，眼肌型的阳性率却很低。有一部分重症肌无力患者烟碱型乙酰胆碱受体抗体阴性。

9. 除烟碱型乙酰胆碱受体抗体外，重症肌无力还应检查哪些抗体

合并胸腺瘤的患者，有的会出现连接素抗体（Titin-Ab）阳性，有的会出现抗柠檬酸提取物抗体（CAE-Ab）阳性；烟碱型乙酰胆碱受体抗体阴性的重症肌无力患者，有的会出现肌肉特异受体酪氨酸激酶抗体（Musk-Ab）阳性。

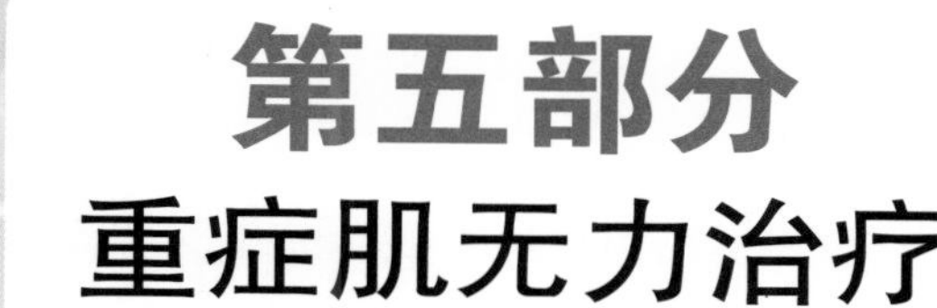

第五部分
重症肌无力治疗

1. 如何治疗重症肌无力

患者应调整活动强度，避免劳累，如每小时闭目数分钟使眼得到充分休息，或白天多躺下几次。要合理安排自己的作息时间，保持乐观，积极配合治疗。

（1）药物治疗。① 胆碱酯酶抑制剂。包括新斯的明和溴吡斯的明，可抑制胆碱酯酶而保护神经肌肉接头处的乙酰胆碱。这类药并不能治愈重症肌无力，但能暂时改善患者的无力症状，帮助患者增强活动能力，用药后能改善数小时［图 10（a）］。② 免疫抑制剂。包括糖皮质激素、硫唑嘌呤、环磷酰胺及环孢菌素等。这类药物能抑制机体的免疫功能，减少抗体的产生［图 10（b）］。糖皮质激素常用人工合成的，包括泼尼松、地塞米松、甲泼尼龙等。可根据病情采用大剂量短期冲击疗法或低剂量长期维持疗法，以获得长期疗效，但要注意并防止其不良反应［图 10（c）］。硫唑嘌呤、环磷酰胺、环孢菌素属于抗肿瘤化疗药物，近些年也在试用他克莫司。多用于不能耐受糖皮质激素或对糖皮质激素治疗无反应的情况。其不良反应可能较多，要规范应用。近 20 年来，对于症状较重且合并恶性胸腺瘤的重症肌无力患者，我们采用联合化疗（环磷酰胺 + 长春新碱 + 表柔比星），已取得较好疗效。

（2）放射治疗。胸腺增生不愿手术或胸腺瘤不能手术的重症肌无力患者，予胸腺放疗也能获得满意疗效。可根据病情需要行胸腺局部放疗，或全身小剂量多次放疗。我们曾采用经皮胸腺微波多点治疗，也有较好疗效。

（3）手术治疗。胸腺瘤原则上都应争取手术切除，伴胸腺增生或药物疗效不佳的，也可行胸腺切除术。大部分患者肌无力症状可得到改善，有的还能治愈［图 10（d）］。

2. 治疗重症肌无力首选哪些药物

首选溴吡斯的明，这是对症治疗，仅暂时增加肌力。此药可以口服，起

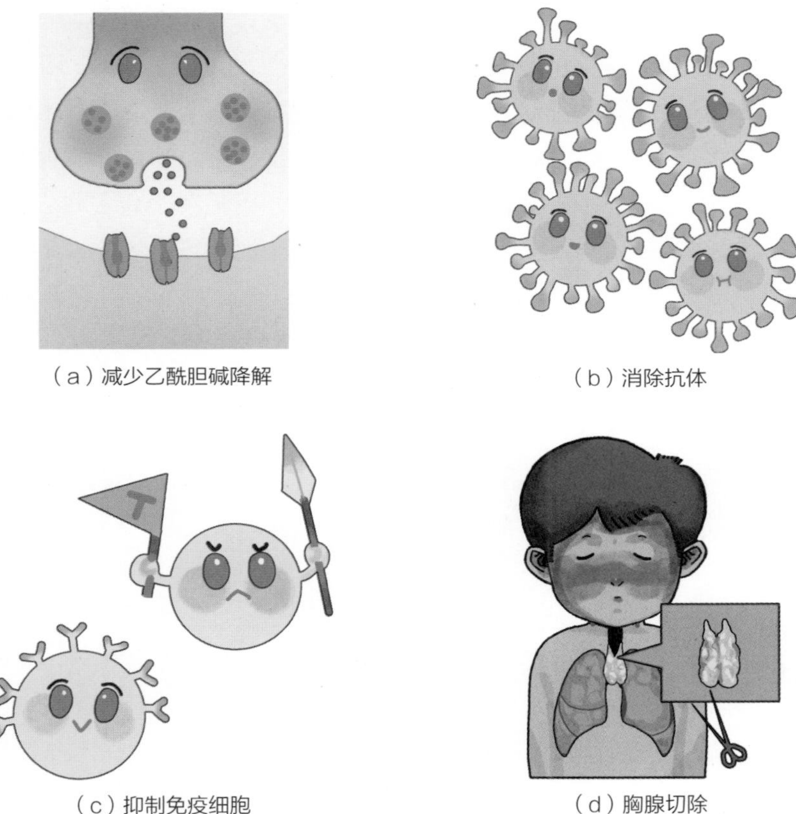

（a）减少乙酰胆碱降解

（b）消除抗体

（c）抑制免疫细胞

（d）胸腺切除

图 10　重症肌无力的主要治疗方法

效较快，服用 1 h 左右开始见效，可维持 4～6 h，可按病情轻重调整剂量和服用时间，如果出现腹痛、腹泻等不良反应，应减少药量。

3. 如何确定溴吡斯的明的用量

总的来说，由于重症肌无力患者的无力症状好转或加重变化很快，应用胆碱酯酶抑制剂时就没有固定的剂量和用药时间，溴吡斯的明用量应个体化。因为不同的患者，病情轻重不一；同一个患者，在不同的阶段，病情也不一样。所以，应根据当时的情况，选择不同的剂量和服用次数。病情重则增加剂量，增加服用次数，如婴幼儿的用药量按体重计算，溴吡斯的明 1 mg/kg 体重。每片溴吡斯的明 60 mg，成人剂量一般为每次 1/2 至 2 片，用药间隔不少于 3 h，并注意用量以避免耐受（随着用药时间的延长，药物的疗效下降）和过量。用药效果在服用后 1～2 h 达高峰，而其作用或不良反应在 3 h 左右开始减退。因此对咀嚼或吞咽无力的患者来说，用药时间应安排在餐前 1 h 以上。总之，以患者自我感觉力气够用为准。剂量太大会有不良反应，如腹痛、腹泻、尿频、尿急、恶心、呕吐、出汗等；剂量太小，则肌无力改善不明显。

国外已有每片含 180 mg 的溴吡斯的明控释片，其中 60 mg 服用后立刻释放，而剩下的 120 mg 则在其后的数小时内释放。控释片用于夜间需服药的患者，但溴吡斯的明控释片不均衡的释放使它的效果并不优于普通片剂。对儿童或吞服药片困难的患者，国外也有溴吡斯的明糖浆。同类药的使用详见附录 2。

4. 仅用溴吡斯的明治疗重症肌无力可行吗

有的患者，一经服用溴吡斯的明，症状就减轻了，因此就不愿接受其他的治疗，如激素治疗、胸腺放疗或手术等。除少数患者，短期内（1～2 个月）痊愈外，其他的都得配合别的治疗。因为溴吡斯的明是对症治疗，仅服用的数小时内有效，即俗话所说“治标不治本”，所以，还得配合别的“治本”的方法。

5. 溴吡斯的明长期服用会失效吗

部分重症肌无力患者，病情迁延不愈，长期肌无力，需一直服用溴吡斯的明。一般情况下，溴吡斯的明是有效的。但长期应用，一方面对药物的敏感性下降，另一方面可能会出现病情加重的情况，药效会下降一些。出现药效下降的情况后，可先增加药量或缩短服药间隔，试试是否有效，若有效则根据自己的症状，适当增加药量至症状控制即可。

6. 糖皮质激素如何治疗重症肌无力

糖皮质激素由肾上腺皮质分泌，具有多种生理作用，人体在应激时依赖于这类激素（也称为皮质类固醇或类固醇），其药理作用是抑制免疫细胞产生抗体。一般直接由治疗量开始，每日泼尼松 30～40 mg（或地塞米松 4.5～6 mg，泼尼松 5 mg 相当于是地塞米松 0.75 mg）。危象患者，或少数眼球固定的眼肌型患者，也可试用大剂量短期冲击疗法，每日甲泼尼龙 500 mg，静脉滴注，连用 3～7 天，以后减量至口服量维持。因为糖皮质激素治疗重症肌无力，前 2 周内可能会出现症状一过性加重，这就使得无论门诊或住院的重症肌无力患者在应用糖皮质激素时都必须加强观察。有时为了避免这种开始时的一过性症状加重，从小剂量起，逐渐在数周内加至正常治疗量。一般在用药后 2 周肌力开始改善，也有迟至 2 个月后才改善状况。为了减少不良反应，症状好转后，逐月减少用量，通过数月的时间逐渐减至维持量 5～10 mg/qod（隔日 1 次），并维持数年，这样足以使大多数重症肌无力不复发。

糖皮质激素疗法在约 30% 的重症肌无力患者中可出现依赖药物的长期缓解，另 50% 可明显改善。约 1/4 的患者可发生相应的药物不良反应。服用糖皮质激素的患者应监测体重，尽可能保持运动、进平衡膳食（高蛋白、高钙、高钾、低盐、糖和脂肪适量）、避免到人群拥挤的地方以免感染，并经常门诊随访。

7. 糖皮质激素有哪些不良反应

糖皮质激素有许多不良反应，通常与用量和用药时间长短有关。用量越大，用药时间越长，不良反应则越多。其不良反应主要有柯兴综合征：向心性肥胖、满月脸，面部及胸背部痤疮、骨质疏松、血糖增高、血压增高、胃黏膜刺激、伤口愈合困难等；还可影响患者情绪，增加体重，降低抗感染力，加重青光眼、白内障及胃溃疡等，还有其他一些不常见的不良反应。所以，临床应用要注意它的两面性，严格控制剂量和疗程，争取发挥治疗作用的同时，尽量减少不良反应。

8. 激素的不良反应那么多，为什么还要选用激素来治疗重症肌无力

重症肌无力的主要发病机制是体内产生了自身抗体，破坏肌膜上的乙酰胆碱受体而出现肌无力症状。如何抑制淋巴细胞产生抗体就成为治疗的关键，激素以及其他免疫抑制剂能起到这个作用，虽然激素有多种不良反应，但大多数患者疗效好，只要控制好剂量和疗程，一般仅出现较轻微的不良反应，即发胖，其他不良反应较少。而且，别的免疫调节剂也有不良反应，一般在使用激素无效或不能耐受的情况下才用。详见附录3。

9. 免疫抑制剂存在各种不良反应，为什么还用来治疗重症肌无力

免疫抑制剂大多都具有抗肿瘤作用，即对增生活跃的细胞产生抑制作用。重症肌无力中，B淋巴细胞活化后转变为能分泌特异抗体的浆细胞。免疫抑制剂的使用，能抑制血液中的B淋巴细胞，减少自身抗体而发挥治疗作用。但因针对性不强，血液中的其他白细胞也会降低，有的会出现脱发，有的对肝肾功能有影响，这些都是不良反应。临床医生一般会在患者对糖皮质激素无效时，选用不良反应较少，而且用最少的有效剂量，来治疗重症肌无力，并经常观察是否有不能耐受的不良反应，以便调整用药。

10. 为什么可以用胸腺放疗甚至全身小剂量放疗来治疗重症肌无力

重症肌无力合并胸腺瘤或胸腺增生，可以手术治疗。如果这些患者不适合手术，或拒绝手术，采用放射治疗也可获得良好疗效。不过放疗也有其自

身的不良反应，如食欲下降、白细胞减少、脱发等。

11. 为什么选择胸腺手术来治疗重症肌无力

胸腺位于胸骨后，是与免疫系统发育相关的中枢器官，目前认为，胸腺是重症肌无力发病机制的一个始动环节。10%～15% 的重症肌无力患者合并胸腺瘤，另有 50% 左右的患者合并胸腺增生。一般切除胸腺瘤或增生的胸腺后，大多数患者的重症肌无力症状会好转，甚至少部分会痊愈。所以，一旦发现合并胸腺瘤，建议手术切除；病情偏重的合并胸腺增生的全身型患者，也适合手术。胸腺增生的重症肌无力患者，切除胸腺后约有 30% 可以痊愈不再服药，另 50% 症状可明显改善。术后通常并不立即出现疗效，有的甚至在数月后才出现最大疗效。

哪一种手术方式最好？采用纵隔镜经颈入路，手术切口小，损伤少，恢复快，适用于较小的胸腺瘤。胸腺瘤较大则采用胸骨正中打开开放术式，这样视野大，可彻底清除胸腺组织。

12. 重症肌无力危象如何抢救

（1）保持呼吸道通畅。肌无力危象的特征为进行性呼吸困难。因此危象一旦发生，处理的关键是保证呼吸道的通畅。未做气管切开术的患者，应及时行气管插管，用呼吸机辅助通气，保持患者有效的通气量。大多数抢救成功的病例，几乎都使用呼吸机辅助呼吸，可见机械通气对抢救肌无力危象成功至关重要。因气管切开能减少呼吸道的解剖无效腔，保证患者的有效通气量，并有利于随时清除上呼吸道内的分泌物，预防肺部感染的发生。若需要较长时间的机械通气，应及早行气管切开术（图 11）。

（2）控制肺部感染。肺部感染是诱发肌无力危象的常见原因，当危象发生后又加重了肺部感染，形成了一个恶性循环。肺部感染又是肌无力危象死亡的一个主要原因。宜选择有效的广谱抗生素预防肺部感染，最好根据痰菌培养药敏试验选择抗菌药物，忌用氨基糖苷类、多黏菌素、四环素类抗生素，

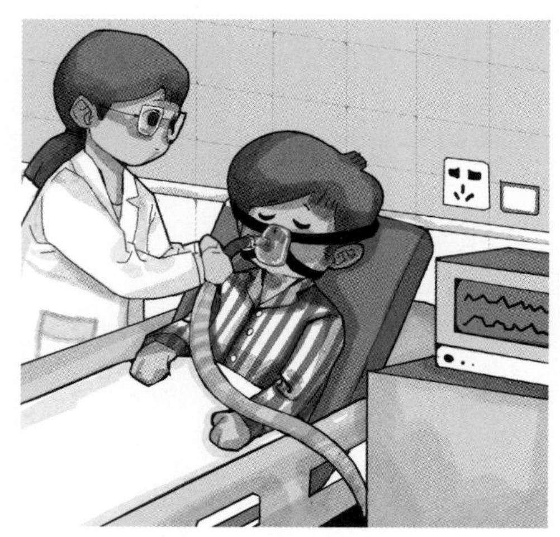

图 11 重症肌无力患者使用呼吸机辅助呼吸

因这类药物能阻滞神经肌肉接头突触传递，加重患者的肌无力症状。此外，应加强呼吸道管理，机械通气期间注意湿化气管，及时吸出痰液，呼吸机管道每周更换 1～2 次，并从呼吸机螺纹管内腔取标本做细菌学培养及药敏试验，指导应用抗生素。

（3）鉴别危象类别是抢救成功的关键。肌无力危象与胆碱能危象的治疗原则不同，鉴别危象类型对抢救成功与否至关重要。胆碱能危象也表现为呼吸肌无力，因此临床上有时肌无力危象与胆碱能危象的鉴别十分困难。对鉴别有困难的患者，在人工辅助呼吸保证下采用干涸疗法，即停用抗胆碱酯酶药物 72 h，直至体内的药物排尽及对药物的敏感性恢复时再用，从小剂量开始给药，可取得较好的效果。

（4）血浆交换或静脉滴注正常人免疫球蛋白也较常用到。血浆交换是一种短期疗法，该疗法是一边从患者静脉中抽出血液，离心，一边将其血细胞与正常人的血浆一起回输体内，从而置换出患者的带有 nAChR-Ab 的血浆。危象发生前应用，效果更好。可隔日进行血浆交换一次，持续两周，有的患者数天后可获好转，但仅能持续数周。近些年，血浆净化治疗有替代血浆交换的趋势，因为该方法仅将患者血浆中的抗体清除，不需另外用正常人的血浆。静脉注射免疫球蛋白，是将正常免疫球蛋白输入。注射用的免疫球蛋白可以非特异性地抑制免疫系统，疗效仅能持续数周。

（5）加强营养，维持水与电解质平衡。患者往往因吞咽功能障碍而有营养不良及程度不等的脱水、低钠、低钾或代谢性酸中毒。营养不良可使呼吸功能减退，患者的呼吸肌力、最大自主通气量及肺活量可分别下降至正常人数值的 37%、41% 及 63%。应留置胃管予肠内营养，以保证足够的营养素摄入。肠内营养有助于维持肠黏膜细胞结构与功能的完整性，减少内毒素释放，刺激消化液分泌，有利于恢复胃肠道功能，因此应尽可能经肠道供给营养物质。

（6）心理安慰。肌无力危象患者，大多数需行气管切开。患者常意识清楚但又不能与他人进行交流，常常感到绝望、焦虑、无助。医护人员应对患者进行耐心、细致的解释安慰工作，讲明只要积极配合治疗，是可望恢复的。护士做每项操作前，可向患者解释操作的目的、用途，以取得患者配合。患者无法说话，护士可准备护患交流卡片，卡片上写明了各种常见的不适及需要，如胸闷、有痰、口渴、疼痛等，患者可以指点卡片上的内容，以便护患之间进行交流。当患者的病情有好转时，应告知患者，帮助患者建立信心。

13. 中药可以治疗重症肌无力吗

可以。重症肌无力中医常分为脾胃气虚、脾肾阳虚、脾肾阴虚及气血两虚 4 个常见证型，治疗多侧重健脾补肾，一般以补中益气汤为基本方，重用黄芪。可单用中药，也可在服用西药的同时，加用中药，提高疗效。

14. 治疗儿童重症肌无力使用什么药物好

14 岁以下儿童重症肌无力大多为眼肌型，对糖皮质激素（地塞米松、泼尼松）较敏感，用激素治疗的有效率和治愈率很高。较明显的不良反应是柯兴综合征，即发胖、体毛增多和痤疮，停药一段时间后这些不良反应可消退。

15. 重症肌无力需要治疗多长时间

不一定。要依病情的轻重及疗效而定。有的患者经过一个疗程（3～6 个月）的治疗，可痊愈，但有的多次反复，需长期坚持治疗，少数患者甚至需终身治疗。

16. 重症肌无力好不好治

不能简单回答。对于能治愈的患者来说，应该是好治的，用药也比较简单，但对不能治愈的或危重的患者来说，则不好治，需气管插管，用呼吸机。有的需坚持长期治疗。

17. 重症肌无力在旅行途中发生危象如何处理

外出旅行，如果行程安排稍紧，或因气候变化、水土不服等原因，容易疲劳，肌无力症状加重。所以，全身型的重症肌无力患者，最好不要长途旅行。万一在旅途中发生危象，首先要立即平卧休息，吸氧，保持冷静，如果备有溴吡斯的明，可服用 1～2 片，并尽快转送至就近的医院进行治疗。

18. 针对不同年龄患者，如何治疗重症肌无力

儿童因发育未成熟，不宜用其他的免疫抑制剂治疗；儿童一般不易配合服中药，不配合者也不宜用中药；因大多数对激素治疗反应好，一般推荐用激素治疗。育龄期还要生育的年轻患者，不宜用具有潜在致畸可能的免疫抑制剂，可用激素、手术或中药治疗。老年病情不重的患者，首选中药治疗，不良反应少。

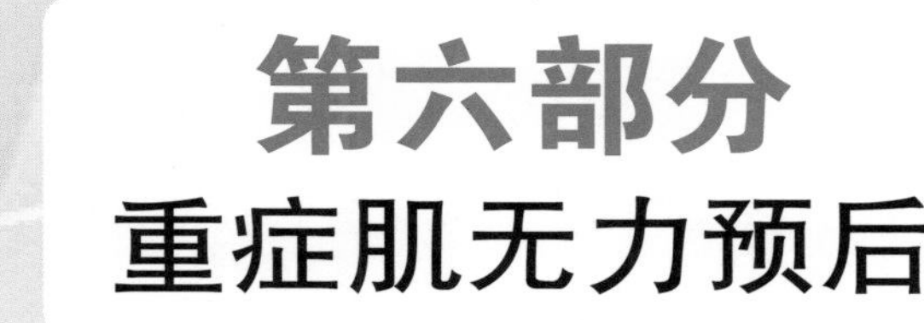

第六部分
重症肌无力预后

1. 重症肌无力能治愈吗

由于现代医学的进步，重症肌无力已可诊可治。重症肌无力是一种自身免疫性疾病，每个患者的病情轻重不一，而且同一个患者，其病情也会波动，某个时期病情重些，之后又可能稳定或好转一段时间。另外，也与治疗是否及时，治疗的方法是否恰当有关。总的说来，大约有 1/3 至半数的患者能完全治愈康复，还有相当一部分患者处于长期服用少量药物（如溴吡斯的明），能坚持工作，只有极少数病情较重的患者，治疗效果欠佳，需要长期治疗而且无法工作，甚至生活也难以自理，或好转一段时间，病情又复发加重。

2. 重症肌无力会影响生命吗

一般来说，绝大部分患者，只要不影响呼吸，都不会对生命构成威胁，不影响正常的寿命。但如果发生危象，影响呼吸肌，发生呼吸无力，可危及生命。所幸的是，现在抢救危象的方法很多而且有效，抢救成功率比较高，患者转危为安的机会也很大。但少数发生重症肌无力危象的患者，由于呼吸无力、咳痰无力，易合并肺部感染，出现呼吸衰竭而致命。若再有别的不利因素，如久病体质差、营养状况差、年老体弱、耐药菌感染、合并胸腺瘤等，则抢救的难度更大。

3. 重症肌无力的病死率高吗

绝大多数重症肌无力患者的生命期限不受该病的限制。眼肌型或较轻的全身型，都不影响生命。全身型合并胸腺瘤且发生重症肌无力危象的，容易危及生命。在 20 世纪 80 年代以前，重症肌无力危象的死亡率较高，国内报道为 14%～74%，国外报道为 43%～80%。上海长海医院报道，1956—1979 年 14 例危象，死亡率为 14%。近年来，由于医疗条件改善和诊治水平的提高，即便是重症肌无力危象的病死率也已明显下降至3%。

我们统计的1 354例重症肌无力患者中（1978—2006年），先后有85例出现危象，其中有的多次发生危象，首次危象多在发病后2年内发生。29年随访中，共有16例重症肌无力危象患者死亡。

4. 重症肌无力可以自愈吗

临床上确实有个别患者在就医前的某个阶段中出现过肌无力症状，未予治疗，历时数天或半月，症状自行消失，但仅限症状很轻微，对生活和工作影响不大的情况。现在医疗条件越来越好，一旦有肌无力症状，还是尽早就诊为好，以免“小病不治变成大病”。

5. 重症肌无力患者如何进行心理疏导

首先要明白，重症肌无力虽然有“重症”二字，但眼肌型和大多数轻症的全身型都是不重的，对工作和生活的影响不大。其次，全身型的患者，只要没发生肌无力危象，在接受正确治疗的前提下，一般可继续工作，不会危及生命。即便是发生重症肌无力危象的患者，在现有的医疗条件下，绝大多数也会抢救成功，转危为安。了解疾病转归趋势，就能消除恐惧心理，建立战胜疾病的信心，积极配合医生，接受正确的治疗。

6. 重症肌无力患者如何重拾自信

重症肌无力是一种可诊可治的疾病，相当一部分患者是可以治愈的。虽然少数患者可发生危象或迁延不愈，但还是有方法救治的。而且，自身免疫病本身具有波动的特点，经历复发加重的阶段后，又会进入平稳期。处于平稳期时要好好珍惜，处于危难的时刻也要树立信心，坚信“既然冬天来了，春天还会远吗？”“阳光总在风雨后”，即便是经历过危象，也要活出精彩的人生。

7. 重症肌无力患者家属如何帮助患者一起走出困境

重症肌无力患者的家属，首先要了解这种病的基本情况，多与经治的医生沟通，对亲人目前的状况要了解，在疾病稳定期，要鼓励患者参加正常的活动、正常的工作和生活，但不能过度，不能有疲劳感。在疾病复发加重的阶段，要陪同患者积极就医，给予生活上的支持和精神上的关怀，帮助患者渡过难关。

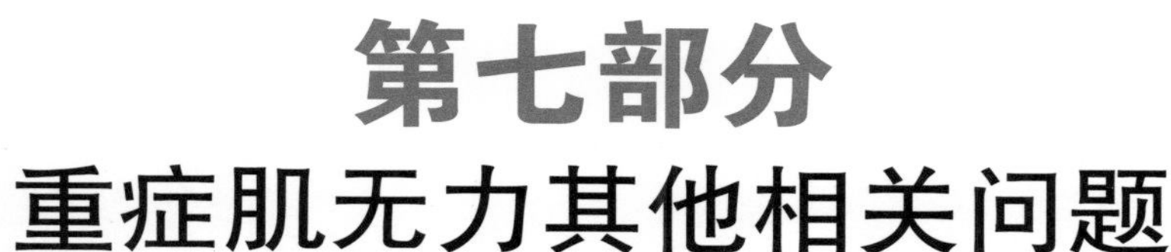

第七部分
重症肌无力其他相关问题

1. 重症肌无力患者饮食应注意什么

西医一般对饮食的要求是均衡营养，易于消化。不会像中医那样讲究相生相克，而避免某些食物。但对咀嚼或吞咽困难的患者，如果在服用溴吡斯的明 1 h 后，能有力气自行进食，则建议进食糊状的饮食。因为太稀容易呛咳，太干则不易咀嚼，也不易成团，易散落引起呛咳，导致吸入性肺炎。对不能经口进食的患者，则应及时留置胃管，鼻饲饮食，以保证营养。当然，如果服用中药治疗，还是要听从中医的指导。

2. 重症肌无力患者可以工作吗

症状较轻的重症肌无力患者，如不影响视物的眼肌型、症状较轻的全身型、或症状得到控制病情长期稳定的患者，可正常工作或做一些力所能及的工作。若症状较明显，则不宜过多活动，也不宜工作，以免加重症状。如果生活不能自理，要耐心照料其生活。

3. 重症肌无力患者可以完成学业吗

眼肌型和轻症全身型的，只要控制症状，不影响学业。重症全身型的则需暂时休学，待病情好转后才可继续学业。凡重症肌无力的学生，家长都有必要事先告知学校，体育锻炼均需量力而行，不可为了达标而勉强为之。课业也不能超越其本身能承受的限度，以免加重病情。

4. 重症肌无力患者可以手术吗

病情稳定或症状较轻的患者，一般能耐受麻醉和手术，不需额外处理。但对有明显症状的全身型重症肌无力患者，除非急诊手术，最好待肌无力症状稳定后再择期手术。另外，患者应将病情如实告知手术医生，以免发生危象时医生不知所措。

5. 重症肌无力患者可以怀孕吗

对于年轻女性患者，常常因担心妊娠或分娩可能使重症肌无力症状加重，而不敢怀孕。现实中，也确有部分患者，正常妊娠、分娩而未发生病情加重。一般来说，重症肌无力于妊娠期约 1/3 患者症状减轻，1/3 无变化，1/3 病情加重。其实，对病情较轻的患者来说，如眼肌型，或病情得到很好控制，长期稳定的，怀孕是可以的，但病情较重或未得到控制，则不宜怀孕，以免出现病情加重，甚至发生危象。

重症肌无力对孕妇的影响：重症肌无力孕妇自然流产率及围产儿死亡率一般并不增高，但也有报告流产率及围产儿死亡率增高的。要定期作产前检查，分娩前提前到医院待产。

6. 重症肌无力患者备孕期间应注意哪些

争取选择病情稳定的阶段。可适当减轻工作，保持身心健康。如仍无力，可用小剂量药物维持治疗。

7. 妊娠对重症肌无力有什么影响

重症肌无力患者妊娠，妊娠期约 1/3 患者症状减轻，1/3 无变化，1/3 病情加重，甚至发生危象。所以，重症肌无力患者要视病情的轻重，确定可否耐受妊娠。眼肌型患者并不影响妊娠，全身型患者若病情已稳定一段时间，可顺利妊娠。胆碱酯酶抑制剂，维持最低药量能够使病情稳定。但正在治疗的病情较重的患者，则应尽可能避免妊娠。一般孕期前 3 个月及产后半年病情可加重，若并发妊娠高血压，容易发生子痫，忌用硫酸镁，否则会加重病情。用免疫抑制剂的重症肌无力患者不宜妊娠。

8. 重症肌无力孕妇可以自然分娩吗

重症肌无力孕妇若无明显肌无力症状，可自然分娩。若肌无力症状明显，顺产困难，应适当选用胆碱酯酶抑制剂助产，严密观察母婴安全。

9. 分娩对重症肌无力孕妇有什么影响

分娩时少数重症肌无力孕妇病情可加重。若全身明显无力，应适当增加胆碱酯酶抑制剂药量，口服溴吡斯的明或肌注新斯的明增加肌力，争取缩短第二产程。为减少产程中的劳累和疼痛，可硬膜外麻醉，及时剖宫产。若病情恶化出现危象，应积极控制危象的同时，择机行剖宫产。产褥期应防止感染。

10. 重症肌无力孕妇对胎儿有什么影响

重症肌无力对胎儿的影响：母亲的抗体可通过胎盘传给胎儿，10%～15%新生儿可以检测到血清烟碱型乙酰胆碱受体抗体，使新生儿发生一过性肌无力，待数周后新生儿体内的抗体减少，肌无力症状就会消失。如果出生前胎动减少、羊水增多，提示新生儿出生后可能发生肌无力，表现为哭声低，四肢活动少，呼吸弱，吸奶和吞咽困难。容易窒息、肺部感染，可危及生命。此时要及时吸痰、给氧或肌注小剂量新斯的明。为预防胎儿发生不良反应，母孕期间不宜服用过量胆碱酯酶抑制剂，否则有可能引起新生儿肠管肥大。在孕期可少量服用糖皮质激素，应注意大剂量激素治疗可能与羊水早破有关。

使用免疫抑制剂的产妇不宜哺乳，最好人工喂养。为保证母婴安全，有赖于素质较高的妇产科、儿科和神经科、麻醉科医护人员通力合作，切实做好妊娠及围生期的救护工作。由于医护质量提高和抢救设备的不断改善，即便发生病情加重，抢救成功率也很高。

11. 重症肌无力孕妇产后护理应注意哪些

要保证足够的睡眠和休息，保证足够的营养，如有症状，可服用溴吡斯的明，最好不要哺乳，要注意防止产褥期感染。

12. 重症肌无力患者补牙、拔牙、洗牙应注意哪些

病情轻的，不需服用溴吡斯的明的患者，不必特别准备。有症状的患者要正常服用药物，但在服激素或免疫抑制剂期间，最好避免行牙科操作，因为此时抵抗力较低，可能出现操作部位感染。

13. 重症肌无力患者精神方面应注意哪些

症状较轻的患者，一般受精神因素的影响不大。而病情较重，尤其是发生危象、气管插管、应用呼吸机、住在重症监护室的患者，此时脑子很清楚但不能讲话，无法表达意愿，家属又不能陪护，恐惧、焦虑、害怕、紧张甚至悲观失望的情绪，都可加重病情，不利于康复。应相信医护人员，相信现在的治疗水平，保持乐观的心态，积极配合治疗。

14. 重症肌无力患者可以乘飞机吗

眼肌型或症状轻的全身型，行动自如者是可以乘飞机的。但如果是症状较重的全身型患者，尤其是已经影响到呼吸或可能影响呼吸的，则尽可能不乘坐飞机，因为在飞行途中，一旦发生危象，抢救将非常困难，易危及生命。

15. 重症肌无力患者可以旅游吗

病情轻的患者，旅游不受影响；病情稍重，但服药后，行动自如，则可

参加短途的，不需耗费太多体力的观光旅行；病情较重，可能或已经影响呼吸者，则不宜旅游，因为任何耗费体力的活动都可能使病情加重。

16. 重症肌无力患者出行前应做哪些准备

一般选择在病情稳定，日常活动无障碍阶段出行。出行前，如果长期服用少量溴吡斯的明，要尽可能使用量恒定，平时适当增加活动量，锻炼身体，能储备更多的体能。

17. 重症肌无力患者可以锻炼身体吗

大多数病情稳定或症状较轻的患者，可以而且需要适当的锻炼，增强体质。根据自己的体力和爱好，参加散步、打太极拳、做保健操、慢跑等活动；语音含糊者可多练习讲话，均以不感觉疲劳为度。应避免参加剧烈或过度消耗体力的运动，当然危象或病情加重期间，则不宜锻炼。

18. 重症肌无力患者可以服用安眠药吗

药物说明书一般都指明重症肌无力或肌无力禁用或慎用安眠药，但重症肌无力患者也有合并失眠或焦虑的情况，如果程度较轻，通过改变睡眠环境或心理疏导，会得到改善；若程度较重，其他方法都不起作用，则不可避免要用安眠药，因为不改善睡眠，或不缓解焦虑，肌无力病情会更严重。此时，只能权衡利弊，根据具体情况，选用一些半衰期较短的安眠药，而且只能临时使用，一旦睡眠好转即停药。

19. 外伤对重症肌无力患者有什么影响

外伤的影响要看受伤的程度和重症肌无力的类型，如果受伤轻，或重症肌无力症状轻，则基本不会影响；如果受伤重，则会产生应激反应，有加重病情的可能。

20. 重症肌无力患者如何做好自我保健

做好自我保健对重症肌无力有良性的作用。无论是营养、睡眠、心理、身体等各方面，都需要注意。饮食讲究营养均衡、易消化食物，并要满足身体所需的量；睡眠要充足，作息时间要规律；情绪要稳定，尤其是症状较重的患者，一定要有良好的心态；根据不同的季节，做好防寒保暖，日常活动不能过度，要适可而止。

21. 重症肌无力患者家属如何正确陪伴和引导

重症肌无力的病情是波动的，病情好转时，活动自如，能正常劳动；病情加重时，可能生活不能自理，甚至进食、呼吸都困难。作为家人，要仔细观察患者的状态，当患者力所不及时，要及时帮助或劝阻，不能任其自然；当病情加重，生活不能自理时，要及时协助，如出现情绪不佳，要适当安慰鼓励；而在病情稳定期，又要劝其适当锻炼。有家人的陪伴才能更好地战胜疾病。

22. 重症肌无力患者容易合并哪些自身免疫性疾病

重症肌无力为自身免疫疾病，也常合并其他自身免疫病。已有许多报道，其合并率为2.3%～24.2%，平均12.9%。我们统计的1 354例重症肌无力患者中，102例合并其他自身免疫病，占7.8%。其中以甲状腺功能亢进、类风湿性关节炎居多。少见的有：甲状腺炎、系统性红斑狼疮、溃疡性结肠炎、血小板减少性紫癜、自身免疫溶血性贫血、哮喘等。

参 考 文 献

[1] 涂来慧 . 重症肌无力 [M] . 上海：第二军医大学出版社，2010.

[2] Kaminski HJ. Myasthenia gravis and related disorders [M] . New Jersey：Humana Press，2003.

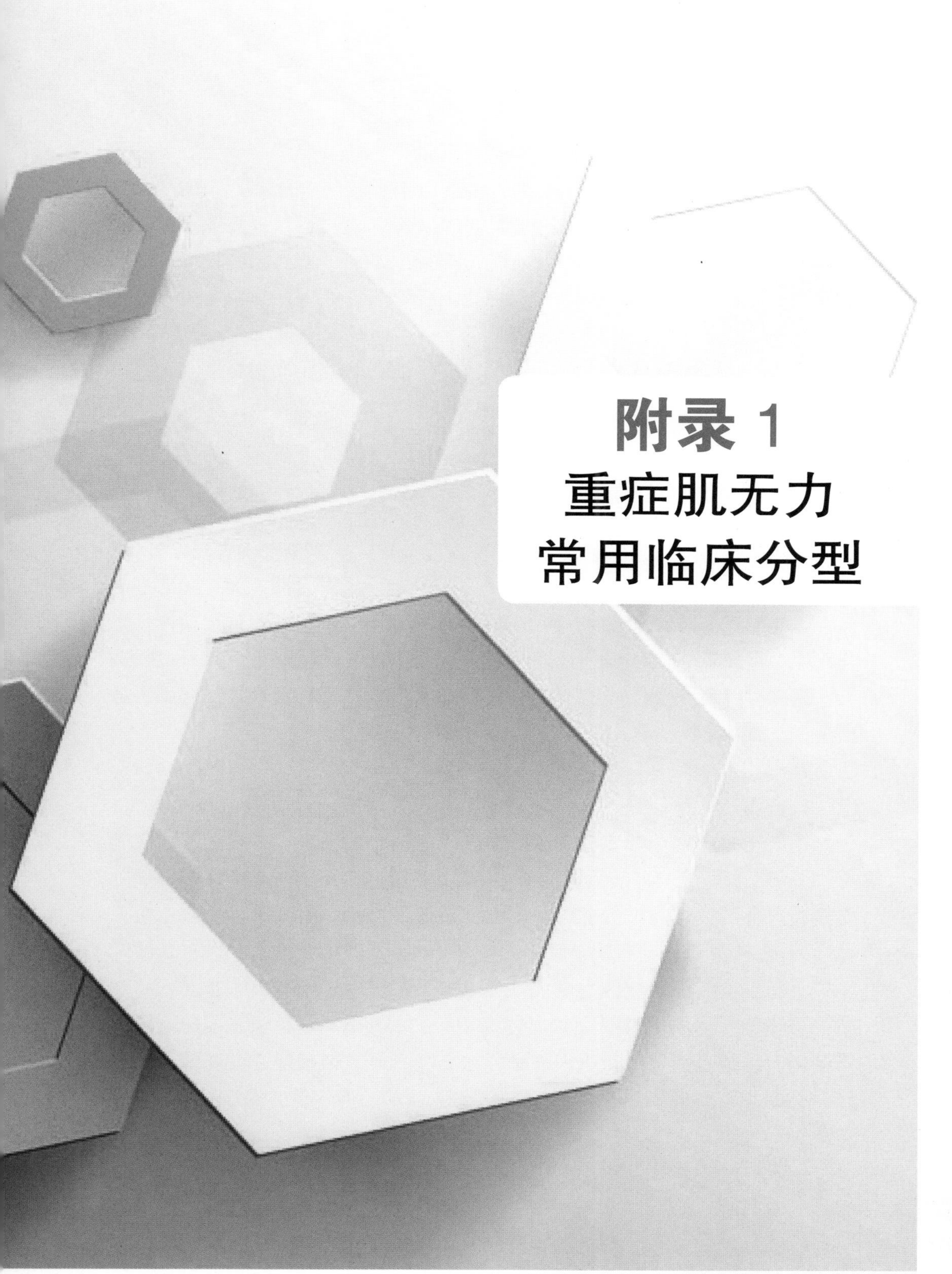

附录 1 重症肌无力常用临床分型

肌无力按分布部位不同，通常分为以下类型。

1. 眼肌型 眼外肌最容易受累，常为早期症状，亦可长期局限于眼肌。轻者睁眼无力，眼睑下垂，两眼不对称。眼球运动受限，出现复视。睁眼时额肌代偿性地向上提缩。病初往往误认为眼病，就诊于眼科。两眼睑裂大小不等，或眼球歪斜、变化不定。仔细观察眼部体征于瞬间的细微变化，有助于发现和确定眼肌型肌无力的临床表现特征。后期眼球各方向运动明显受限，固定不动；然而也有少数患者早期即出现两侧眼球固定不动，容易误认为动眼神经麻痹。眼内肌一般不受影响，两侧瞳孔等大，对光反应多正常。个别患者瞳孔可以大小不对称。

2. 延髓（球）型 延髓外形如球状，所支配咽喉肌及舌肌常受累，因此得名。表现讲话音调低沉，声嘶或呈鼻音。有的患者构音无力是唯一症状。如一中年男性重症肌无力患者伴有恶性胸腺瘤，病初半年余仅表现发音低、声嘶，以后全身无力，胸腺瘤切除术后病情好转。有的舌肌无力，运动不灵活，吞咽困难，进食缓慢；有的舌面不平，出现犁状纵沟，貌似运动神经元病，并无肌束颤动。此外，面肌常受累，表现闭眼不全，额纹及鼻唇沟变浅。笑或露齿时口角后缩肌比上唇提肌更无力，口唇上提如怒吼状。本病患者眼面歪斜、面部形状怪异，呈“重症肌无力面容”。有的表现咀嚼肌无力，吞咽困难。

3. 全身型 除眼肌、延髓肌无力外，颈肌、躯干及四肢肌肉也无力，表现抬头困难，用手托头。洗脸、穿衣乏力，行走困难，不能久行。两侧上、下肢无力，尤其以肢体近端无力明显。腱反射存在，无感觉障碍。偶见肌萎缩。有的只表现由脊髓神经支配四肢肌肉无力，故称为“脊肌型肌无力”。有少数重症肌无力患者肌无力局限于两下肢，不能久行，休息后暂时好转，易误认为一般疲劳力弱或截瘫，多处往返求医，莫衷一是。如一女性 43 岁患者，半年余来两下肢行走乏力，曾多次就诊，体查未见异常。经反复刺激腋神经三角肌肌电图波幅递减 28%，血清烟碱型乙酰胆碱受体抗体（nAChR-Ab）4.58 P/N，才确诊为重症肌无力。胸腺放射治疗后肌力恢复正常。

临床常见全身型肌无力，除四肢、躯干无力外，常伴有眼肌或咽喉肌无力，甚至出现肋间肌、膈肌无力，胸闷气短，呼吸困难，发生危象。

为标明重症肌无力分布部位、程度及病程，一般采用奥瑟曼改良法分型，分为以下类型。

（1）眼肌型（Ⅰ型），仅眼外肌受累。

（2）全身型（Ⅱ型），其中ⅡA型表现眼、面和肢体肌无力，ⅡB型全身无力并有咽喉肌无力。

（3）爆发型（Ⅲ型），突发全身无力，极易发生肌无力危象。

（4）迁延型（Ⅳ型），病程反复2年以上，常由Ⅰ型或Ⅱ型发展而来。

（5）肌萎缩型（Ⅴ型）单纯肌萎缩极少见，多同时有全身肌无力。

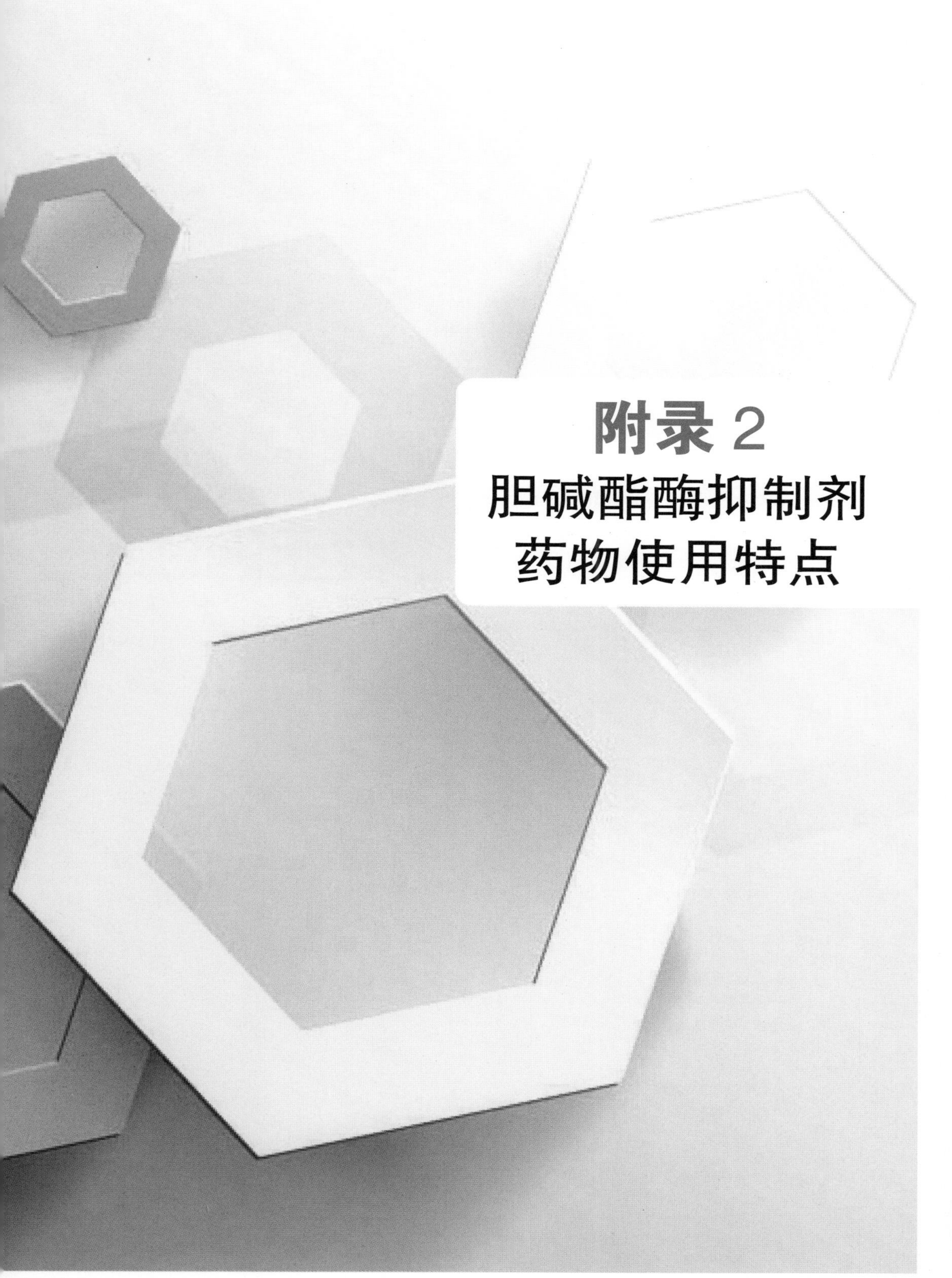

附录 2

胆碱酯酶抑制剂药物使用特点

胆碱酯酶抑制剂（AChEI）通过阻断胆碱酯酶，使乙酰胆碱不被水解、提高神经肌肉接头处局部浓度，增加肌肉活力。迄今临床常用来缓解肌无力症状，改善患者生活、工作质量，或抢救肌无力危象。仍然是对症治疗的主要药物。但不参与调节免疫，不能根治此病。

常采用的溴吡斯的明（pyridostigmine）起效快，服药 1 h 后即见效。作用时间较长（4～6 h），夜间维持药效时间较长。毒性较小，容易掌握药量，达预期疗效。一般常用剂量 1 次 60～120 mg，日服 3～4 次，日用量少有超过 1 200 mg。应注意避免一味增加药量而发生胆碱能危象。

安贝氯铵，不良反应较大，安全系数小（表 1）。

表 1　胆碱酯酶抑制剂的特点

药　名	起始折合剂量（mg）	用　法	起效时间（min）
溴吡斯的明	60	口服	40
甲基硫酸新斯的明	15	口服	45
	0.5	肌注 / 静滴	30～40
安贝氯铵	5	口服	60
依酚氯铵	10	静脉推注	＜1 只供诊断

总之，胆碱酯酶抑制剂的应用，因人因时而异。从小剂量开始给药，逐步加量，以能够维持患者进食和起居活动为宜。长期依赖滥用胆碱酯酶抑制剂，有碍乙酰胆碱受体修复，须避免此类药物弊端。

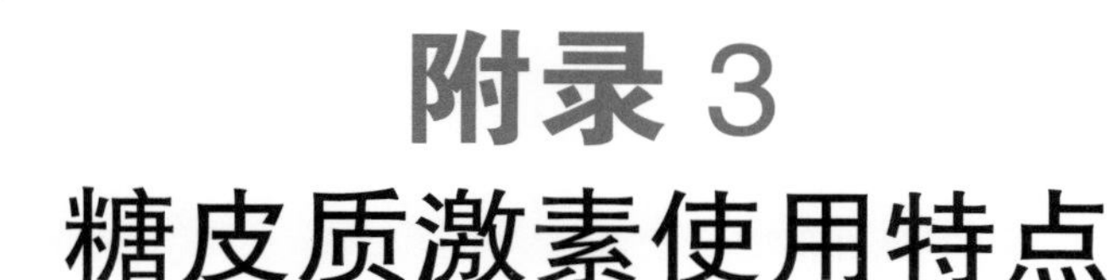

附录 3 糖皮质激素使用特点

糖皮质激素对T细胞抑制作用强。适应证：① 儿童单纯眼肌无力，疗效明显，但发热感冒容易病情波动，需逐步减少药量，维持治疗。② 胆碱酯酶抑制剂加大药量，疗效不佳者。③ 胸腺切除术前，改善肌力。④ 胸腺切除术后，疗效不佳，或胸腺瘤（特别是恶性肿瘤）术后仍肌无力，需长期维持治疗。常用泼尼松（prednisone，PDN），1 mg/（kg · d）；或地塞米松（dexamethasone，DXM），0.1～0.5 mg/（kg · d）。采用剂量渐加或渐减法，后改为小剂量，隔日服药，至少服用1年以上。甲泼尼龙（methylprednisolone）冲击疗法：成人500 mg/d，儿童20 mg/（kg · d），静脉滴注，连续用6～10 d，适用于重症或危象患者。显效快，用药方便，甚至可取代血浆交换疗法（表2）。

表2　糖皮质激素作用的特点

类别	药　名	等效剂量（mg）	抗炎强度	水钠潴留
短效	氢化可的松（hydrocortisone）	20	1	1
中效	泼尼松（prednisone）	5	4	0.8
	甲泼尼龙（methylprednisolone）	4	5	0.5
	曲安西龙（triamcinolone）	4	5	0
长效	地塞米松（dexamethasone）	0.75	10	0
	倍他米松（betamethasone）	0.6	25～35	0

大剂量糖皮质激素可使病情加重，多发生在用药1周内，甚至促发危象。发生机制是直接阻抑AChR离子通道。短期冲击疗法有一过性高血糖、高血压、继发感染及出血等不良反应，其中尤其以上消化道出血较多，即使合用奥美拉唑也不能完全避免，值得注意。

长期服用大剂量糖皮质激素，容易引起肥胖、皮肤紫癜，甚至发生股骨头坏死。一旦拟诊此病，应立即停用激素，改用其他疗法，加用改善微循环药，如肠溶阿司匹林、双嘧达莫等。股骨头严重缺血坏死患者，可作骨髓减压术，或人工股骨头置换术。长期应用类固醇可提高血黏滞性，刺激血小板增生、骨内小血管栓塞、髓腔脂肪细胞积聚，使髓内压增高，小静脉和小动脉受压，易致缺血、坏死。了解本病发病机制有助于掌握治疗和预防。